SOLUCIÓN DE DIETA PARA EL CÁNCER:

Nutre tu cuerpo, combate las enfermedades

aveah j smith

Tabla de contenido

Introducción

Bienvenido a "La solución dietética para el cáncer: nutre tu cuerpo, combate las enfermedades". En este libro, exploraremos la poderosa conexión entre la nutrición y el cáncer, y cómo puede usar los alimentos como una herramienta para apoyar la lucha de su cuerpo contra esta enfermedad.

El cáncer es una condición compleja y desafiante que afecta a millones de vidas en todo el mundo.

Si bien los tratamientos médicos desempeñan un papel crucial en la atención del cáncer, no se debe subestimar el impacto de la nutrición en la prevención, el tratamiento y la recuperación. La investigación ha demostrado que ciertas opciones dietéticas pueden influir en el riesgo de cáncer, respaldar el sistema inmunológico del cuerpo y mejorar el bienestar general durante y después del tratamiento.

En este libro, profundizaremos en la ciencia detrás de la relación entre la nutrición y el cáncer.

Exploraremos los nutrientes clave, los superalimentos y los componentes dietéticos que han demostrado tener propiedades para combatir el cáncer. Aprenderá cómo construir un plato para combatir el cáncer, incorporando una variedad de alimentos saludables que nutren su cuerpo y brindan los nutrientes necesarios para una salud óptima.

La planificación de comidas es un aspecto esencial de una dieta para combatir el cáncer, y lo guiaremos a través del proceso de creación de planes de comidas balanceados y nutritivos.

Proporcionaremos planes de comidas de muestra, ideas de recetas y consejos prácticos para ayudarlo a incorporar estos cambios en la dieta en su vida diaria.

Es importante tener en cuenta que este libro no reemplaza el consejo o tratamiento médico. Lo alentamos a trabajar en estrecha colaboración con su equipo de atención médica, incluidos oncólogos, nutricionistas y dietistas, para desarrollar un enfoque personalizado que se adapte a sus necesidades y plan de tratamiento específicos.

Al adoptar un estilo de vida que lucha contra el cáncer a través de la comida, tiene el poder de hacer cambios positivos en su vida. Al nutrir su cuerpo con ingredientes saludables, practicar una alimentación consciente y priorizar el cuidado personal, puede apoyar su salud y bienestar general durante y después del tratamiento del cáncer.

Emprendamos este viaje juntos y descubramos cómo la nutrición adecuada puede nutrir su cuerpo y ayudarlo a combatir las enfermedades.

Capítulo 1

Comprender el cáncer y la nutrición

En este capítulo profundizaremos en la intrincada relación entre el cáncer y la nutrición. Al comprender cómo la nutrición afecta el desarrollo, la progresión y los resultados del tratamiento del cáncer, podemos tomar decisiones informadas para apoyar nuestra salud y bienestar. Algunos de los temas tratados en este capítulo incluyen:

El vínculo entre la nutrición y el cáncer: exploraremos la evidencia científica que destaca la conexión entre la nutrición y el cáncer. Esto incluye el papel de ciertos factores dietéticos en la promoción o inhibición del crecimiento del cáncer.

Factores de estilo de vida y riesgo de cáncer: Discutir el impacto de los factores de estilo de vida, como la dieta, la actividad física, el tabaquismo y el consumo de alcohol, en el riesgo de cáncer. Examinaremos cómo hacer cambios positivos en estas áreas puede reducir el riesgo de desarrollar ciertos tipos de cáncer.

Nutrientes clave para la prevención y el tratamiento del cáncer: Resaltar la importancia de nutrientes específicos para respaldar las defensas del cuerpo contra el cáncer. Discutiremos el papel de los antioxidantes, las vitaminas, los minerales, la fibra y los fitoquímicos en la promoción de la salud celular y la reducción del riesgo de cáncer. La influencia de la dieta en el tratamiento del cáncer: exploración de cómo la nutrición puede afectar la eficacia de los tratamientos contra el cáncer, como la quimioterapia, la radioterapia y la inmunoterapia. Discutiremos la importancia de mantener una nutrición adecuada durante el tratamiento para apoyar la capacidad del cuerpo para sanar y recuperarse. Abordar los desafíos nutricionales comunes: Discutir los desafíos dietéticos comunes que enfrentan los pacientes con cáncer, como pérdida de apetito, cambios en el gusto y problemas digestivos. Brindaremos estrategias y consejos para superar estos desafíos y garantizar una nutrición adecuada durante el tratamiento. Enfoques integradores: exploración de la integración de la nutrición con tratamientos convencionales contra el cáncer y terapias complementarias.

Discutiremos cómo se puede usar la nutrición como un enfoque complementario para mejorar los resultados del tratamiento y mejorar el bienestar general.

El papel de los profesionales médicos y los nutricionistas: destacando la importancia de la colaboración entre los proveedores de atención médica y los expertos en nutrición en el desarrollo de planes dietéticos personalizados para pacientes con cáncer.

Discutiremos el papel de los oncólogos, nutricionistas y dietistas para brindar orientación y apoyo a lo largo del proceso del cáncer.

Empoderar a pacientes y cuidadores:

Fomentar la participación activa en la toma de

decisiones dietéticas y proporcionar recursos

para elecciones informadas de alimentos.

Discutiremos la importancia de la autodefensa

y el papel de los cuidadores en el apoyo a las

necesidades nutricionales de los pacientes con

cáncer. Es importante tener en cuenta que, si

bien la nutrición desempeña un papel

importante en la prevención y el tratamiento

del cáncer, no es una solución independiente.

Debe integrarse con tratamientos médicos y

planes de atención personalizados. Al

comprender la relación entre el cáncer y la

nutrición, podemos tomar decisiones

informadas para apoyar nuestra salud y

bienestar a lo largo del proceso del cáncer.

Capitulo 2

Construyendo un plato para combatir el cáncer

En este capítulo, exploraremos los principios de la construcción de un plato para combatir el cáncer. Al incorporar una variedad de alimentos ricos en nutrientes en nuestras comidas, podemos apoyar la defensa de nuestro cuerpo contra el cáncer y promover la salud en general. Algunos de los temas tratados en este capítulo incluyen:

Principios de una dieta para combatir el cáncer: Discutiremos los principios clave de una dieta para combatir el cáncer, que incluyen centrarse en alimentos integrales, incorporar una variedad de frutas y verduras, elegir proteínas magras, optar por grasas saludables y seleccionar granos integrales.

Tamaño de las porciones y equilibrio de macronutrientes: comprender el tamaño de las porciones y equilibrar los macronutrientes (carbohidratos, proteínas y grasas) es esencial para mantener una dieta saludable.

Brindaremos orientación sobre el control de porciones y consejos para lograr un plato balanceado.

Incorporación de frutas y verduras: las frutas y verduras son ricas en vitaminas, minerales, antioxidantes y fibra, lo que las convierte en componentes esenciales de un plato para combatir el cáncer. Discutiremos la importancia de incorporar una variedad de frutas y verduras coloridas en nuestras comidas y brindaremos consejos sobre cómo aumentar su consumo.

Elección de proteínas magras: la proteína es crucial para la reparación y el crecimiento celular, y la elección de fuentes magras de proteínas es importante para una dieta que combata el cáncer. Exploraremos opciones como aves, pescado, legumbres y proteínas de origen vegetal, y discutiremos sus beneficios.

Optar por grasas saludables: las grasas saludables, como las que se encuentran en los aguacates, las nueces, las semillas y el aceite de oliva, brindan nutrientes esenciales y respaldan la salud en general.

Discutiremos la importancia de incorporar estas grasas en nuestra dieta y brindaremos consejos sobre cómo hacerlo.

Selección de cereales integrales: los cereales integrales son ricos en fibra, vitaminas, minerales y antioxidantes. Discutiremos los beneficios de elegir granos integrales en lugar de granos refinados y brindaremos ejemplos de opciones de granos integrales para incluir en nuestras comidas.

Hidratación y prevención del cáncer: mantenerse hidratado es crucial para la salud en general y puede ayudar a reducir el riesgo de ciertos tipos de cáncer.

Discutiremos la importancia de la hidratación, brindaremos consejos sobre cómo aumentar la ingesta de agua y exploraremos otras opciones de hidratación.

Alimentación consciente: la alimentación consciente implica prestar atención a las señales de hambre y saciedad de nuestro cuerpo, así como saborear y disfrutar nuestras comidas. Discutiremos los beneficios de la alimentación consciente y brindaremos consejos sobre cómo incorporarla a nuestra rutina diaria.

Al construir un plato para combatir el cáncer, podemos nutrir nuestros cuerpos con los nutrientes esenciales necesarios para mantener nuestra salud y bienestar. A través de una dieta variada y equilibrada, podemos optimizar la capacidad de nuestro cuerpo para luchar contra el cáncer y promover el bienestar general.

Capítulo 3

Superalimentos para la prevención y curación del cáncer

En este capítulo, exploraremos el concepto de superalimentos y su papel potencial en la prevención y curación del cáncer.

Los superalimentos son alimentos densos en nutrientes que son ricos en antioxidantes, vitaminas, minerales y otros compuestos beneficiosos.

Incluir estos alimentos en nuestra dieta puede proporcionar un apoyo adicional para las defensas de nuestro cuerpo contra el cáncer.

Algunos de los temas tratados en este capítulo incluyen:

Introducción a los superalimentos: definiremos qué son los superalimentos y discutiremos sus beneficios potenciales para la prevención y curación del cáncer. Haremos hincapié en la importancia de incorporar una variedad de superalimentos en nuestra dieta para maximizar sus beneficios para la salud.

Bayas: potencias antioxidantes de la naturaleza: las bayas, como los arándanos, las fresas, las frambuesas y las moras, están llenas de antioxidantes que pueden ayudar a proteger nuestras células del daño y reducir la inflamación. Exploraremos los beneficios específicos para la salud de los diferentes tipos de bayas y brindaremos ideas sobre cómo incorporarlas en nuestras comidas y meriendas.

Verduras crucíferas: una defensa crucial contra el cáncer: Las verduras crucíferas, incluidos el brócoli, la coliflor, la col rizada, las coles de Bruselas y el repollo, contienen compuestos que han demostrado tener propiedades anticancerígenas. Discutiremos los beneficios potenciales de estos vegetales y brindaremos recetas y consejos de cocina para ayudarlo a incorporarlos a su dieta.

Cúrcuma: la especia dorada para combatir la inflamación: la cúrcuma contiene un compuesto llamado curcumina, que tiene poderosas propiedades antiinflamatorias y antioxidantes.

Exploraremos los beneficios potenciales de la cúrcuma en la prevención y curación del cáncer y brindaremos ideas sobre cómo incluirla en sus comidas.

Té verde: un sorbo de salud y protección: el té verde es rico en antioxidantes llamados catequinas, que se han asociado con un riesgo reducido de ciertos tipos de cáncer.

Discutiremos los beneficios potenciales del té verde y brindaremos consejos sobre cómo incorporarlo a su rutina diaria.

Otros superalimentos para la prevención y curación del cáncer: además de las bayas, las verduras crucíferas, la cúrcuma y el té verde, existen muchos otros superalimentos que pueden ayudar a las defensas de nuestro cuerpo contra el cáncer. Exploraremos alimentos como el ajo, los champiñones, las verduras de hoja verde, las nueces, las semillas y más, y analizaremos sus posibles beneficios.

Al incorporar superalimentos en nuestra dieta, podemos proporcionar a nuestros cuerpos un impulso adicional de nutrientes y compuestos que respaldan nuestra salud y bienestar en general. Si bien los superalimentos no son una cura para el cáncer, pueden ser una valiosa adición a una dieta equilibrada y variada que promueve la prevención y la curación del cáncer.

Capítulo 4

Planificación de comidas para el éxito en la lucha contra el cáncer

En este capítulo, profundizaremos en la importancia de la planificación de las comidas para una dieta que combata el cáncer. La planificación de comidas es una herramienta valiosa que puede ayudar a garantizar que tenga comidas nutritivas y equilibradas durante toda la semana, incluso durante las horas punta.

Brindaremos consejos prácticos, ... estrategias y planes de comidas de muestra para ayudarlo en su viaje hacia una salud óptima. Algunos de los temas tratados en este capítulo incluyen:

La importancia de la planificación de comidas: Discutiremos los beneficios de la planificación de comidas, incluido el ahorro de tiempo, la reducción del estrés y la promoción de opciones de alimentos más saludables.

Al planificar sus comidas con anticipación, puede asegurarse de tener los ingredientes necesarios a mano y... evitar depender de alimentos precocinados poco saludables.

Creación de planes de alimentación balanceados y nutritivos: lo guiaremos a través del proceso de creación de planes de alimentación balanceados y nutritivos que respalden sus objetivos de lucha contra el cáncer. Discutiremos la importancia de incorporar una variedad de grupos de alimentos, como frutas, verduras, granos integrales, ... proteínas magras y grasas saludables en sus comidas.

Planes de comidas de muestra para diferentes etapas del tratamiento del cáncer:

Proporcionaremos planes de comidas de muestra adaptados a las diferentes etapas del tratamiento del cáncer, como antes del tratamiento, durante el tratamiento y después del tratamiento. Estos planes de alimentación tendrán en cuenta las necesidades nutricionales específicas y los retos que puedan surgir... durante cada etapa. Brindaremos ideas para el desayuno, el almuerzo, la cena y los refrigerios, asegurándonos de que tenga una variedad de opciones para elegir.

Guía de compras de comestibles para ingredientes que combaten el cáncer: Brindaremos orientación sobre cómo navegar por la tienda de comestibles y seleccionar ingredientes que combaten el cáncer. Discutiremos la importancia de leer las etiquetas de los alimentos, elegir productos frescos, seleccionar proteínas saludables y abastecerse de alimentos básicos para la despensa. ... También proporcionaremos consejos sobre la preparación de comidas y la cocción por lotes para que su proceso de planificación de comidas sea más eficiente.

Adaptación de los planes de comidas para las preferencias y restricciones dietéticas: entendemos que todos tienen preferencias y restricciones dietéticas únicas. Brindaremos orientación sobre cómo adaptar los planes de comidas de muestra para satisfacer diferentes necesidades dietéticas, como vegetariano, vegano, sin gluten o sin lácteos. ... También discutiremos las sustituciones de ingredientes para alérgenos comunes o restricciones dietéticas, asegurando que aún pueda disfrutar de comidas deliciosas y nutritivas.

Al incorporar la planificación de comidas en su estilo de vida para combatir el cáncer, puede tomar el control de su nutrición y asegurarse de que está nutriendo su cuerpo con los alimentos adecuados. Con la orientación y las estrategias proporcionadas en este capítulo, estará equipado para crear planes de comidas personalizados que respalden su salud y bienestar a lo largo de su viaje contra el cáncer.

Capítulo 5

Técnicas de cocción para la máxima retención de nutrientes

En este capítulo, exploraremos técnicas de cocina que ayudan a preservar el valor nutricional de los alimentos, asegurando que aproveche al máximo sus comidas. Algunos de los temas tratados en este capítulo incluyen:

Cocción al vapor: la cocción al vapor es un método de cocción suave que ayuda a retener los nutrientes de las verduras, el pescado y las aves. Discutiremos los beneficios de cocinar al vapor y brindaremos consejos sobre cómo cocinar al vapor los alimentos correctamente.

Salteado: El salteado es un método de cocción rápido que usa calor alto y una cantidad mínima de aceite. Esta técnica ayuda a retener los nutrientes en las verduras mientras agrega sabor y textura. Discutiremos las mejores prácticas para saltear y proporcionaremos ideas de recetas.

Asado: El asado es un método de cocción con calor seco que resalta los sabores naturales de las verduras y las carnes. Discutiremos cómo asar los alimentos para conservar sus nutrientes y brindaremos consejos sobre condimentos y saborizantes.

Blanqueo: Blanquear consiste en hervir brevemente las verduras y luego sumergirlas en agua helada para detener el proceso de cocción. Esta técnica ayuda a preservar el color, la textura y los nutrientes de las verduras. Discutiremos el proceso de escaldado y sus beneficios.

Preparación cruda: Los alimentos crudos pueden ser una excelente manera de maximizar la ingesta de nutrientes. Discutiremos los beneficios de los alimentos crudos, brindaremos consejos sobre cómo consumir alimentos crudos de manera segura y compartiremos ideas de recetas para platos crudos.

Uso mínimo de agua: Cocinar los alimentos en un mínimo de agua ayuda a retener sus nutrientes. Discutiremos técnicas como saltear, estofar y usar una cantidad mínima de agua para hervir.

Almacenamiento y recalentamiento adecuados: las técnicas adecuadas de almacenamiento y recalentamiento pueden ayudar a conservar los nutrientes de los alimentos cocinados. Brindaremos consejos sobre cómo almacenar las sobras y recalentarlas para mantener su valor nutricional.

Al incorporar estas técnicas de cocina en la preparación de sus comidas, puede asegurarse de maximizar la retención de nutrientes en sus alimentos y apoyar su salud y bienestar general durante su viaje de lucha contra el cáncer.

Capítulo 6

Alimentación consciente para una salud óptima

En este capítulo, exploraremos el concepto de alimentación consciente y su impacto en nuestra salud y bienestar general. La alimentación consciente implica prestar atención a nuestras elecciones de alimentos, hábitos alimenticios y señales del cuerpo.

Al practicar la alimentación consciente, podemos desarrollar una relación más saludable con los alimentos, tomar decisiones conscientes y disfrutar plenamente de la experiencia de comer.

Algunos de los temas tratados en este capítulo incluyen:

El poder de la alimentación consciente: Discutiremos los beneficios de la alimentación consciente, incluida una mejor digestión, un mejor control de las porciones y una mayor satisfacción con las comidas.

Exploraremos cómo la alimentación consciente puede ayudarnos a reconectarnos con las señales de hambre y saciedad de nuestro cuerpo y promover un enfoque más equilibrado de la alimentación.

Estrategias para practicar la alimentación consciente: proporcionaremos estrategias y técnicas prácticas para incorporar la alimentación consciente en nuestra vida diaria. Esto puede incluir reducir la velocidad al comer, saborear cada bocado y prestar atención a la experiencia sensorial de la comida.

  También discutiremos la importancia de crear un ambiente tranquilo y... para las comidas y reducir las distracciones mientras come.

Escuchar las señales de hambre y saciedad de su cuerpo: comprender las señales de hambre y saciedad de nuestro cuerpo es esencial para una alimentación consciente. Exploraremos cómo sintonizarnos con estas señales y comer en respuesta a las necesidades de nuestro cuerpo, en lugar de factores externos como emociones o señales externas.

Superar la alimentación emocional: la alimentación emocional puede ser un desafío para muchas personas. Discutiremos estrategias para identificar desencadenantes emocionales, encontrar mecanismos de afrontamiento alternativos y desarrollar una relación más saludable con la comida.

Alimentación consciente y control de peso: la alimentación consciente puede ser una herramienta útil para controlar el peso.

Discutiremos cómo la alimentación consciente puede respaldar un enfoque equilibrado para el control del peso, centrándonos en nutrir nuestros cuerpos y... en lugar de dietas restrictivas o soluciones rápidas.

Al practicar la alimentación consciente, podemos cultivar una relación más saludable y placentera con la comida. Este capítulo le proporcionará el conocimiento y las herramientas para incorporar la alimentación consciente en su vida diaria, promoviendo una salud y un bienestar óptimos.

Capítulo 7

Ejercicio y factores de estilo de vida para la prevención del cáncer

En este capítulo, exploraremos la importancia del ejercicio y otros factores del estilo de vida en la prevención del cáncer. Si bien la nutrición juega un papel importante en la reducción del riesgo de cáncer, incorporar actividad física regular y adoptar un estilo de vida saludable puede mejorar aún más nuestro bienestar general y... reducir la probabilidad de desarrollar ciertos tipos de cáncer.

Algunos de los temas tratados en este capítulo incluyen:

El papel del ejercicio en la prevención del cáncer: Discutiremos los numerosos beneficios del ejercicio para reducir el riesgo de cáncer. La actividad física regular puede ayudar a mantener un peso saludable, mejorar la función inmunológica, reducir la inflamación y regular los niveles hormonales. Exploraremos los... tipos de ejercicio que son más beneficiosos para la prevención del cáncer y brindaremos consejos prácticos sobre cómo incorporar el ejercicio en su rutina diaria.

Manejo del estrés y su impacto en el riesgo de cáncer: El estrés crónico puede tener un impacto negativo en nuestra salud, incluido el aumento del riesgo de cáncer. Discutiremos la conexión entre el estrés y el cáncer y brindaremos estrategias para manejar el estrés de manera efectiva. Esto puede incluir... técnicas como meditación, ejercicios de respiración profunda, yoga o participar en pasatiempos y actividades que promuevan la relajación.

Sueño de calidad y su conexión con el bienestar general: el sueño adecuado es esencial para nuestra salud y bienestar general, incluida la prevención del cáncer. Discutiremos la importancia de la calidad del sueño para mantener un sistema inmunológico saludable, regular los niveles hormonales y apoyar la reparación celular. Brindaremos consejos para mejorar la higiene del sueño y establecer una rutina a la hora de acostarse que promueva un sueño reparador.

Otros factores del estilo de vida para la prevención del cáncer: además del ejercicio, el control del estrés y el sueño, exploraremos otros factores del estilo de vida que pueden contribuir a la prevención del cáncer. Esto puede incluir mantener un peso saludable, evitar el consumo excesivo de tabaco y alcohol y protegerse contra la exposición excesiva al sol. Brindaremos consejos prácticos y estrategias para incorporar estos factores de estilo de vida en su vida diaria.

Al incorporar ejercicio regular y adoptar un estilo de vida saludable, puede reducir aún más su riesgo de desarrollar cáncer y promover el bienestar general. Este capítulo le brindará los conocimientos y las herramientas para realizar cambios positivos en el estilo de vida que respalden sus esfuerzos de prevención del cáncer.

Capítulo 8

Terapias y recursos de apoyo

En este capítulo, exploraremos varias terapias de apoyo y recursos que pueden complementar los tratamientos tradicionales contra el cáncer y mejorar el bienestar general. Algunos de los temas tratados en este capítulo incluyen: Terapias complementarias: analizaremos diferentes terapias complementarias como la acupuntura, la terapia de masajes, el yoga y la meditación.

Estas terapias pueden ayudar a controlar los síntomas, reducir el estrés y mejorar la calidad de vida durante el tratamiento del cáncer.

Grupos de apoyo y consejería: exploraremos los beneficios de unirse a grupos de apoyo y buscar servicios de consejería. Estos recursos brindan apoyo emocional, un sentido de comunidad y un espacio seguro para expresar sentimientos e inquietudes.

Medicina Integrativa: Profundizaremos en el campo de la medicina integrativa, que combina tratamientos médicos convencionales con terapias complementarias basadas en la evidencia. Discutiremos los beneficios potenciales de la medicina integrativa en la atención del cáncer y brindaremos información sobre cómo encontrar médicos calificados.

Recursos y aplicaciones en línea: destacaremos los recursos en línea y las aplicaciones móviles acreditados que ofrecen información, apoyo y herramientas para pacientes con cáncer y sus cuidadores.

Estos recursos pueden proporcionar información valiosa, conectarlo con otras personas que están pasando por experiencias similares y ofrecer herramientas prácticas para controlar su salud.

Al explorar estas terapias y recursos de apoyo, puede mejorar su proceso de tratamiento del cáncer, mejorar su bienestar y encontrar apoyo adicional durante este momento difícil.

Conclusión

Adoptar un estilo de vida que lucha contra el cáncer

En este libro, hemos explorado el poder de la nutrición y las opciones de estilo de vida para apoyar un estilo de vida que lucha contra el cáncer. Al comprender el vínculo entre la nutrición y el cáncer, podemos tomar decisiones informadas para nutrir nuestros cuerpos y promover el bienestar general.

Hemos discutido la importancia de construir un plato para combatir el cáncer, incorporar superalimentos, planificar comidas y adoptar una variedad de métodos de cocción para maximizar el valor nutricional de nuestras comidas.

Además, hemos destacado la importancia del ejercicio, el control del estrés, el sueño y otros factores del estilo de vida en la prevención del cáncer y la salud en general.

Al incorporar actividad física regular, controlar el estrés, priorizar la calidad del sueño y hacer cambios positivos en el estilo de vida, podemos reducir aún más nuestro riesgo de desarrollar cáncer y apoyar los mecanismos de defensa naturales de nuestro cuerpo.

A lo largo de este libro, hemos enfatizado la importancia de los enfoques personalizados y de trabajar en estrecha colaboración con los profesionales de la salud para desarrollar un plan integral de lucha contra el cáncer.

Es fundamental consultar con oncólogos, nutricionistas y otros expertos para adaptar las recomendaciones dietéticas y de estilo de vida a sus necesidades y plan de tratamiento específicos.

Recuerde, adoptar un estilo de vida de lucha contra el cáncer no es un esfuerzo de una sola vez, sino un compromiso de por vida.

Requiere dedicación, perseverancia y voluntad para hacer cambios positivos.

Al nutrir nuestros cuerpos con alimentos saludables, realizar actividad física regular, controlar el estrés, priorizar el sueño y buscar apoyo, podemos capacitarnos para desempeñar un papel activo en nuestra salud y bienestar.

Si bien este libro brinda información y orientación valiosas, es esencial recordar que no reemplaza el consejo o tratamiento médico. Siempre consulte con su equipo de atención médica para obtener recomendaciones y apoyo personalizados.

Al adoptar un estilo de vida que lucha contra el cáncer, tenemos el poder de hacer cambios positivos en nuestras vidas. Al nutrir nuestros cuerpos, participar en actividad física regular, controlar el estrés, priorizar el sueño y buscar apoyo, podemos apoyar nuestra salud y bienestar general durante y después del tratamiento del cáncer. Cada pequeño paso hacia un estilo de vida más saludable es un paso hacia un futuro más brillante.

Emprendamos este viaje juntos y adoptemos un estilo de vida que combata el cáncer y promueva una salud y un bienestar óptimos.